ASSOCIATION
HUMANITAIRE

FONDÉE

PAR LE DOCTEUR GASC-HADANCOURT

Avocal, Docteur en Médecine,

Auteur d'un Projet d'Education publique et privée, et d'un Plan de Réforme médicale, etc.

« Aimez-vous les uns les autres.... L'homme ne
» vit pas seulement de pain, mais de vérité. »

JÉSUS-CHRIST.

« Ne te lasse point de faire du bien aux autres,
» car par là tu t'en fais à toi-même. »

MARC-AURÈLE.

« Le soulagement des hommes qui souffrent est
» le devoir de tous et l'affaire de tous. »

TURGOT.

« Des actions et non des paroles ; Dieu et ma
» patrie ! »

WASHINGTON.

« Si quelqu'un vous dit que vous pouvez vous
» enrichir autrement que par le travail et l'écono-
» mie, ne l'écoutez pas, c'est un empoisonneur. »

FRANKLIN.

« Le plus grand des maux est la guerre civile. »

PASCAL.

TOULOUSE

IMPRIMERIE DE Ve DIEULAFOY, RUE DES CHAPELIERS, 13.

Juin 1848.

A L'ASSEMBLÉE NATIONALE.

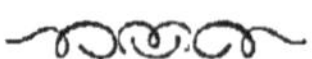

A MM. les Ministres des Cultes, Docteurs et Médecins, Avocats et Légistes, Professeurs et Instituteurs, Savants, Littérateurs, Artistes et Philanthropes

DU DÉPARTEMENT DE LA HAUTE-GARONNE.

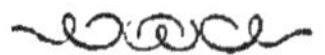

« Tout l'amour qu'on a pour soi-même, pour sa
» famille, pour ses amis, se réunit dans l'amour
» qu'on a pour sa patrie. »

BOSSUET.

« Si je savais quelque chose utile à ma patrie,
» et qui fût préjudiciable au genre humain, je le
» regarderais comme un crime. »

MONTESQUIEU.

« Interrogé sur sa patrie, Socrate répondit qu'il
» était citoyen du monde. »

PLUTARQUE.

« Agis toujours de telle sorte que le motif de
» ton action puisse devenir la règle universelle de
» la législation du genre humain. »

KANT.

ASSOCIATION HUMANITAIRE.

SOMMAIRE :

1° *Religion. — Philosophie.*

2° *Médecine. — Agriculture.*

3° *Droit. — Administration.*

4° *Education. — Sciences. — Lettres. — Beaux-Arts.*

5° *Economie sociale. — Bienfaisance. — Charité.*

PREMIÈRE SECTION. — *Religion et Philosophie.*

« Dieu est auteur du bien, non du mal. On doit n'attribuer les biens » qu'à Dieu : quant aux maux, il en faut chercher une autre cause que » lui... — Le plus grand mal sur la terre, c'est l'ignorance de la vérité. »

PLATON.

« Hors de Dieu, tout est contingent ; hors de lui, rien n'existe que par sa » volonté ; lui seul est nécessairement : lui seul possède donc en lui-même » la certitude... — La religion est la loi supérieure des créatures intelli- » gentes, le lien qui les unit entre elles en les unissant à Dieu, la raison du » droit et la règle du devoir. Un secret sentiment avertit les peuples qu'en » elle est la source de leur vie. »

DE LAMENNAIS.

« Que Dieu dispose notre cœur à l'amour de la justice, au goût de la » miséricorde, pour que nous pratiquions cette charité, cette humilité, » cette douceur, qui forment les attributs caractéristiques du divin auteur » de notre sainte religion. »

WASHINGTON.

« On ne rendra désormais quelque jeunesse à la race humaine qu'en re- » tournant à la religion par la philosophie, et au sentiment par la raison. »

Mme DE STAEL.

« L'Evangile n'est point la mort du cœur, il en est la règle. »

DE CHATEAUBRIAND.

« Le ministère ecclésiastique dignement rempli est, à n'en pas douter,
» la première et la plus noble des professions, surtout à une époque où
» toutes les idées tendent à l'application de ces deux principes fondamen-
» taux de notre religion selon l'Evangile, — *l'égalité et la fraternité des*
» *hommes !* »

ÉMILE DE GIRARDIN.

« Aimer les hommes, immoler les erreurs. »

SAINT AUGUSTIN.

Deuxième Section. — *Médecine et Agriculture.*

« La médecine est de tous les arts le plus relevé. Le médecin philosophe
» est égal aux dieux... — Ce qui convient à la philosophie s'applique égale-
» ment à la médecine : désintéressement, modestie, simplicité, bonne répu-
» tation, jugement sain, tranquillité d'âme, affabilité, connaissance des
» choses utiles et nécessaires à la pratique de la vie. Il est de l'essence de
» ces deux sciences de faire éviter l'hypocrisie, l'impudence, le charlata-
» nisme et l'avarice. »

HIPPOCRATE.

« S'il est quelques moyens de rendre l'homme meilleur, c'est dans la
» médecine qu'il faut les chercher. »

DESCARTES.

« Il appartient à la médecine de seconder la morale dans le grand œuvre
» de l'amélioration du sort des hommes. »

DROZ.

« La médecine est la science de l'homme appliquée au service de toute
» la vie humaine. »

Le professeur LORDAT, *de Montpellier.*

« L'agriculture est la sœur de la sagesse. »

COLUMELLE.

« La vie d'un agriculteur est de toutes la plus délicieuse. Elle est hono-
» rable, amusante et profitable. »

WASHINGTON.

Troisième Section. — *Droit et administration.*

« La loi est le substratum de tout ce qui est. La loi est la source et le
» rapport de tous les rapports possibles... — Le droit c'est la vie. »

LERMINIER.

« Il ne suffit pas de connaître la lettre des lois, il faut encore en con-
» naître l'esprit. »

MONTESQUIEU.

« Plus un état est corrompu et plus on y fait des lois. »

TACITE.

« Il est aisé d'accuser d'imperfections une police, car toutes choses mor-
» telles en sont pleines. Il est bien aisé d'engendrer à un peuple le mépris de
» ses anciennes observances ; jamais homme n'entreprit cela qu'il n'en vint
» à bout; mais d'y rétablir un meilleur état en la place de celui qu'on a
» ruiné, à ceci plusieurs se sont morfondus de ceux qui l'avaient entrepris.»

MONTAIGNE.

Quatrième Section. — *Education, Sciences, Lettres et Beaux-Arts.*

« Celui-là qui est maître de l'éducation peut changer la face du monde. »

LEIBNITZ.

« Dans l'ordre social, où toutes les places sont marquées, chacun doit être
» élevé pour la sienne. » J.-J. ROUSSEAU.

« L'homme doit être formé pour les institutions de son pays, la femme
» pour l'homme tel qu'il est devenu.» Comtesse DE RÉMUSAT.

« Les femmes, rachetées du sang de Jésus-Christ, règlent tous les détails
» des choses domestiques ; elles ruinent ou soutiennent les maisons, et,
» par conséquent, elles décident de ce qui touche le plus près à tout le genre
» humain.» FÉNÉLON.

« Il ne s'agit pas de substituer l'éducation professionnelle à l'éducation
» classique, il s'agit simplement de mettre à côté de l'éducation classique
» l'éducation professionnelle, d'établir par conséquent différentes études
» correspondantes à la diversité des professions sociales. »

SAINT-MARC GIRARDIN.

« Il est plus nécessaire qu'on ne croit, pour apprendre à bien raisonner, de
» se nourrir des ouvrages qui ne passent d'ordinaire que pour être bien
» écrits. En effet, les premiers éléments des sciences n'exercent peut-être pas
» assez la logique, précisément parce qu'ils sont trop évidents; et c'est en
» s'occupant des matières délicates de la morale et du goût qu'on acquiert
» cette finesse de tact qui conduit seule aux hautes découvertes. »

CUVIER.

« Comme on se gâte l'esprit, on se gâte aussi le sentiment... — Toute
» notre dignité consiste dans la pensée. C'est de là qu'il faut nous relever,
» non de l'espace et de la durée. Travaillons donc à bien penser : voilà le
» principe de la morale.» PASCAL.

« Le beau, dit admirablement Platon, est la splendeur du vrai », et,
» ajoute saint Augustin, l'éclat du bon.»

CINQUIÈME SECTION. — *Economie sociale, bienfaisance et charité.*

« On ne peut mieux vivre qu'en cherchant à devenir meilleur ; ni plus
» agréablement, qu'en sentant qu'on le devient en effet... — Il faut aimer
» les hommes comme des frères.» SOCRATE.

« Le Seigneur dit : — « Et sur qui jetterai-je les yeux, sinon sur le
» pauvre qui a le cœur brisé ?...» *Le prophète* ISAIE.

« Venez, vous qui avez été béni par mon père, car j'ai eu faim et vous
» m'avez donné à manger, j'ai eu soif et vous m'avez donné à boire, j'étais
» sans asile et vous m'avez logé. » JÉSUS-CHRIST.

« En quelque religion qu'on vive, dès qu'on en suppose une, il faut bien
» que l'on suppose aussi que Dieu aime les hommes, puisqu'il établit une
» religion pour les rendre heureux ; que, s'il aime les hommes, on est sûr de
» lui plaire en les aimant aussi, c'est-à-dire en exerçant envers eux tous les
» devoirs de la charité et de l'humanité, et en ne violant point les lois sous
» lesquelles ils vivent.» MONTESQUIEU.

« Le cœur rempli par l'amour des hommes ressent à la vue de tout ce
» qui est bien, une émotion semblable à celle que nous causent les doux
» souvenirs de l'enfance ; il éprouve le même saisissement qui s'empare
» du voyageur, à l'aspect des lieux qui l'ont vu naître. »

DE GÉRANDO.

« Qu'est-ce que le sentiment ? c'est le lien de la famille, de la société, de
» l'amour, de l'amitié. Il unit le fils au père et à la mère, le citoyen à la
» patrie. Dans l'infortune, l'homme le retrouve toujours ; cet agent con-
» solateur ne nous abandonne entièrement qu'avec la vie. »

NAPOLÉON.

ASSOCIATION HUMANITAIRE.

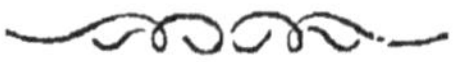

STATUTS CONSTITUTIFS.

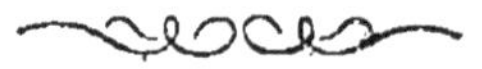

> « Toute Association se forme dans la vue
> » de quelque avantage, car l'homme dirige
> » nécessairement ses actions vers ce qu'il
> » regarde comme un bien. » ARISTOTE.
>
> « Tous les peuples sont frères. »
> « L'union fait la force d'une nation. »
>
> « Tout gouvernement doit améliorer et
> » encourager les institutions philanthropi-
> » ques et sociales. »

ARTICLE PREMIER. En *France*, chaque département aura une Association humanitaire.

En *Algérie*, on en créera trois. Alger, Oran, Constantine, seront les trois centres.

Dans chacune des autres colonies, il y aura une Association humanitaire présidée par le gouverneur.

ART. 2. L'ensemble de toutes ces associations formera l'*Association humanitaire du peuple Français*, dont le centre sera établi à Paris.

Le gouvernement en sera le protecteur.

ART. 3. Un *Comité central* nommé par l'Institut de France, et composé de cinq membres, rendra compte au gouvernement, dans un rapport annuel, des progrès de l'Association générale, et des besoins matériels, intellectuels et moraux, des populations des villes et des campagnes.

Ce travail sera envoyé, au nom de l'Association humanitaire du peuple Français, aux Associations des nations étrangères et aux divers gouvernements.

Art. 4. L'Association humanitaire ne devra jamais perdre de vue la loi divine, seul moyen de faire tout le bien que Dieu est en droit d'attendre d'une nation qui, comme la France, marche à la tête de la civilisation.

A Paris, tous les cinq ans, elle organisera un *concile civilisateur*, congrès international, dont le but sera de faire graviter tous les peuples de la terre vers une belle et sublime harmonie morale.

Art. 5. Toute Association humanitaire départementale ou coloniale aura pour but : 1° de veiller aux intérêts de la religion, et de détruire les préjugés qui retardent la marche de la civilisation ; 2° de favoriser l'agriculture, de faire progresser les sciences médicales et naturelles, et de donner des soins gratuits aux indigents ; 3° de conseiller les pauvres et de les défendre devant les tribunaux, de préparer les avocats et magistrats stagiaires à la pratique des affaires civiles, criminelles et administratives, aux luttes du barreau et de la tribune nationale ; 4° d'ouvrir des cours élémentaires et professionnels, en faveur des ouvriers adultes, de s'intéresser aux orphelins sans fortune, et de s'occuper activement des sciences mathématiques et physiques, des lettres et des beaux-arts ; 5° d'améliorer les institutions philanthropiques et sociales, d'encourager les sociétés professionnelles, de fonder une caisse de retraite et de secours, ainsi que de réaliser la loi divine, en ce qui concerne le travail, la bienfaisance et la charité.

Art. 6. Dans chaque Association humanitaire, départementale ou coloniale, les ministres des cultes, docteurs et médecins, avocats et légistes, professeurs et instituteurs, savants, littérateurs, artistes, philanthropes, formeront cinq sections, savoir : 1° la section de religion et de philosophie ; 2o la section de médecine et d'agriculture ; 3o la section de droit et d'administration ; 4o la section d'éducation, des sciences, des lettres et des beaux-arts ; 5o la section d'économie sociale, de bienfaisance et de charité.

Art. 7. Dans la première section, les ministres des cultes s'occuperont de l'instruction morale et religieuse. Dans des conférences solennelles, ils s'appliqueront à démontrer, au point de vue social principalement, la supériorité du fait divin sur le fait humain. Les profonds penseurs élucideront les grands problèmes anthropiques.

Dans la deuxième, les docteurs et médecins donneront, tous les jours, des consultations gratuites aux indigents ; dans les communes rurales, un *médecin communal* donnera, le dimanche, à la Mairie ou au Presbytère, après l'Office divin, des conseils aux habitants des campagnes. En outre, ils se réuniront, deux fois par mois au moins, pour faire progresser les sciences médicales et naturelles, et enregistrer tous les faits curieux et intéressants observés par les praticiens.

Dans la troisième, les avocats et légistes donneront, tous les jours, des conseils gratuits aux pauvres ; à tour de rôle, les avocats stagiaires ou autres seront tenus, jusqu'à l'âge de 35 ans, de défendre les indigents devant les tribunaux. Les avocats et magistrats stagiaires se prépareront aux affaires civiles, criminelles et administratives, par des exercices en commun, tout à la fois théoriques et pratiques ; en outre, les vétérans de l'ordre des avocats et les doctes professeurs de nos écoles et de nos facultés, organiseront des cours d'éloquence oratoire, d'administration, et de droit constitutionnel et international.

Dans la quatrième, les professeurs et instituteurs, les savants, les littérateurs et les artistes, feront, tous les jours, en faveur des ouvriers adultes et des orphelins sans fortune, des cours gratuits de lecture, d'écriture, de langue française, de calcul, de chant, de dessin, d'hygiène, de chimie appliquée aux arts, d'histoire et de géographie nationales. Dans des séances régulières, ils s'occuperont des progrès des sciences, des lettres et des beaux-arts.

Dans la cinquième section, les philanthropes, c'est-à-dire toutes les personnes qui, dans chaque département, parmi les rentiers, les propriétaires, les banquiers, les commerçants, les industriels ou autres, savent faire un noble emploi de leur fortune, s'occuperont d'organiser collectivement, en ne perdant jamais de vue la loi divine et humaine, un vaste système d'améliorations morales et matérielles, en faveur des populations des villes et des campagnes. Ils feront annuellement le relevé exact de tous les *ouvriers travailleurs*. Procédant séparément pour chaque profession, ils tiendront compte de l'âge, du sexe, de la localité, de la position morale et matérielle des individus et des familles. Avec l'aide des membres les plus influents, ils organiseront, dans chaque arrondissement, des sociétés professionnelles, ayant surtout pour but de créer une caisse de retraite et de secours. Ils seront chargés d'organiser des soirées dramatiques, littéraires et musicales, ainsi que des loteries trimestrielles, en faveur des artistes et des hommes de lettres (1); de distribuer des secours à domicile aux malades indigents et aux infirmes; d'enregis-

(1) Dans mon travail sur l'*Éducation publique et privée*, suivi d'un *Projet d'Association* entre tous les Médecins français et étrangers. (Juin 1845, in-8°, pag. 33 et suiv.,), en parlant du monde artistique, je dis que l'isolement est une des principales causes des mécomptes et des souffrances qu'éprouvent les artistes en général. Convaincu depuis longtemps que toute Association basée sur le principe chrétien largement entendu, peut et doit accomplir de grandes choses, de nobles actions, je demande pour toutes les professions, sans distinction, des Associations départementales, sympathiques, confraternelles, en vue du présent et de l'avenir; pour les artistes, des titres universitaires, tels que le grade de bachelier, de licencié,

trer et de placer les ouvriers sans travail, de s'informer des orphelins sans fortune et des enfants naturels, afin de les confier à des patrons honnêtes et laborieux ou à des laboureurs probes et actifs. Au nom de l'Association, ils encourageront les institutions, les travaux et les fêtes agricoles, en vue du salut et du bonheur de la France. L'agriculture, que tous les gouvernements ont délaissée pour courir souvent après des chimères, sera, par eux, promptement organisée. Ils s'informeront de la position morale et matérielle des enfants des braves, morts pour la patrie. Ils distribueront, dans les villes et les campagnes, des ouvrages bons et utiles, approuvés par l'Institut de France. Ils enverront au gouvernement, aux conseils généraux, aux conseils municipaux, des rapports consciencieusement faits, pour montrer l'urgente nécessité d'assainir et d'embellir les villes, en y fesant concourir tous les artistes, proportionnellement à leur talent; d'organiser, dans chaque département, un bataillon de *cantonniers militaires* et de *soldats laboureurs*, afin d'employer une partie de l'armée aux travaux publics et agricoles ; de simplifier le rouage administratif et judiciaire ; de répartir, d'une manière prudente et sage, tout en tenant compte de la liberté individuelle,

de docteur ès-arts ; ainsi que des cercles, des bibliothèques spéciales, des congrès triennaux, des expositions annuelles pour tous les produits de l'intelligence et de l'imagination, des soirées dramatiques, littéraires et musicales ; des loteries trimestrielles, auxquelles je fais participer toutes les classes de la société. Je demande la *Réforme théâtrale*, c'est-à-dire trois ordres de théâtres, selon l'importance artistique et les ressources financières des villes, le classement des artistes dramatiques, à la suite d'un concours établi à Paris, en présence d'un comité central nommé par l'Institut de France, et l'abrogation ou tout au moins la modification des réglements de police qui les concernent, réglements indignes de trois Révolutions dites progressives, et de nos mœurs, basées sur le christianisme, religion toute d'amour et de fraternité.

les diverses professions industrielles ou autres ; de faire établir loin des grands centres de population les fabriques et les manufactures, afin de permettre aux ouvriers jeunes et adultes de fortifier leur corps, au moyen de certains travaux agricoles, agréables et productifs tout à la fois ; à cet effet, il y aurait, autour de chaque établissement, une quantité de terrains, dont la distribution aurait lieu proportionnellement au mérite, pour en faire jouir les ouvriers, tant qu'ils seraient dignes de rester dans la fabrique. Ils montreront la nécessité de travailler à l'extinction du paupérisme, et de fonder un système pénitentiaire basé sur la création de nombreuses colonies agricoles et disciplinaires, en Afrique ou ailleurs, afin d'utiliser et de moraliser cette foule de prisonniers qui encombrent les maisons centrales et les bagnes (1). Ils feront voir l'utilité morale et matérielle d'élever des colonnes milliaires et des statues, soit sur les places publiques, soit sur les routes nationales, en l'honneur des bienfaiteurs de l'humanité et des citoyens illustres et vertueux ; de créer des orphéons ou Conservatoires de Musique, des comptoirs ruraux, des pharmacies communales, des fermes-écoles et des fermes-modèles pratiques et expérimentales, des bibliothèques cantonales, des ateliers d'apprentissage, des écoles professionnelles, des écoles d'arts et métiers, des banques agricoles, des magasins de dépôt, des prêts gratuits, des Monts-de-Piété au taux de 3 0/0, des conseils de prud'hommes, des caisses d'épargnes arrondissementales, des maisons hospitalières et industrielles pour les vieillards et les infirmes, ainsi que pour les célibataires ou les familles qui voudront vivre en commun, des salles d'asile et des crèches, des lavoirs, des bains et des gymnases publics (2).

(1) Op, cit. pag. 55.
(2) Ibid. pag. 17, 26 et 27.

Enfin, ils demanderont la création d'un *Comptoir National*, établissement destiné à faire des avances de fonds aux personnes ou aux familles malheureuses qui voudront se livrer activement, en France, aux travaux agricoles, ou qui prendront l'engagement de travailler, pendant dix ans au moins, à la colonisation de l'Algérie ou de Madagascar.

Art. 8. Le centre de chaque Association humanitaire départementale sera placé au chef-lieu de préfecture.

Art. 9. Une *commission départementale* composée de quinze membres sera établie au chef-lieu de préfecture.

Art. 10. Dans chaque sous-préfecture, il y aura, au chef-lieu, une *commission arrondissementale* composée de dix membres.

Art. 11. La commission départementale aura pour mission d'administrer l'Association avec zèle, intelligence et désintéressement, de la représenter et d'agir en son nom.

Art. 12. La commission départementale correspondra, une fois par mois au moins, avec les commissions arrondissementales. Elle se concertera avec elles, afin de nommer dans chaque commune, selon l'importance des localités, un ou plusieurs *correspondants communaux.*

Art. 13. Les correspondants communaux seront tenus d'écrire, une fois par mois au moins, au chef-lieu d'arrondissement, afin de donner des renseignements vrais et précis sur tout ce qui peut intéresser les populations des villes et des campagnes, au point de vue moral et matériel.

Ils seront convoqués, une fois par an au moins, au chef-lieu d'arrondissement.

Art. 14. Tous les trois ans, dans la dernière quinzaine de décembre, les membres de l'Association procéderont à la nomination de la commission départementale et des commissions arrondissementales.

Art. 15. Pour être élu, il faudra réunir la majorité relative des voix. En cas d'égalité du nombre des suffrages, l'élection sera acquise au plus âgé.

Art. 16. Tout membre de l'Association votera au chef-lieu d'arrondissement.

Sur la présentation du diplôme de récipiendaire, on remettra à chaque électeur, à l'entrée de la salle des opérations, deux bulletins en blanc.

A l'appel de son nom, l'électeur inscrira sur le premier bulletin les noms de quinze candidats pour la commission départementale; et sur le second, dix candidats pour chaque commission arrondissementale.

Art. 17. Sous aucun prétexte, l'électeur n'aura la faculté d'apporter des bulletins écrits en dehors de l'Assemblée, ni des bulletins lithographiés ou imprimés.

En cas d'infirmité, les bulletins seront remplis, dans la salle des élections, en présence de l'électeur, par deux témoins non-étrangers à l'Association.

Les bulletins seront fermés isolément et placés dans l'urne par le président du bureau.

Art. 17 *bis*. Avant les élections, aucune liste de candidats ne pourra être publiée sous le patronage des commissions de l'Association.

Art. 18. En ce qui concerne la commission départementale, le premier nom inscrit sur le bulletin spécial, sera le président choisi par l'électeur; le deuxième, le vice-président; le troisième, le secrétaire-général; le quatrième, le secrétaire-adjoint de la première section; le cinquième, le secrétaire-adjoint de la seconde section; le sixième, le secrétaire-adjoint de la troisième section; le septième, le secrétaire-adjoint de la quatrième section; le huitième, le secrétaire-adjoint de la cinquième section; le neuvième, le trésorier-général; le dixième, le bibliothécaire-rédacteur en chef. Le bureau ainsi composé, et les cinq autres membres qui réuniront le plus grand nombre de voix, constitueront la commission départementale.

Art. 18 *bis*. Relativement aux commissions arrondissementales, le premier nom inscrit dans les divisions indiquées sur le bulletin spécial, pour chaque sous-préfecture, sera le président choisi par l'électeur; le deuxième, le vice-président; le troisième, le secrétaire de la première section; le quatrième, le secrétaire de la deuxième section; le cinquième, le secrétaire de la troisième section; le sixième, le secrétaire de la quatrième section; le septième, le secrétaire de la cinquième section; le huitième, l'archiviste-trésorier-adjoint. Le bureau ainsi composé, et les deux autres membres qui réuniront le plus grand nombre de voix, constitueront, dans chaque sous-préfecture, la commission arrondissementale.

Art. 19. Dans chaque arrondissement, le membre le plus âgé, assisté de dix correspondants-communaux que le sort désignera, sera choisi pour présider les élections triennales. En cas d'empêchement majeur, une commission composée de trois membres le remplacera.

Le bureau procédera publiquement au dépouillement du scrutin.

Les procès-verbaux seront envoyés au chef-lieu de préfecture.

Art. 19 *bis*. Dans la première quinzaine de janvier, le nouveau président de la commission départementale fera insérer dans tous les journaux du département les noms des membres qui auront eu le plus de voix.

Art. 20. Les membres de la commission départementale et des commissions arrondissementales pourront être réélus indéfiniment. Les présidents ne pourront l'être qu'après un intervalle triennal.

Art. 21. En cas de décès, le nombre des membres des commissions sera complété, en prenant provisoirement, jusqu'aux prochaines élections, ceux qui auront obtenu le plus de voix, après les membres-officiers régulièrement nommés.

Art. 22. Dans la commission départementale, chaque section aura trois de ses membres pour la représenter. Le nombre sera de deux dans les commissions arrondissementales.

Lors des élections triennales, les bulletins devront rappeler cette obligation.

Art. 23. Chacune des cinq sections se réunira séparément au chef-lieu de préfecture, deux fois par mois au moins.

Art. 24. Chaque section s'organisera d'une manière spéciale, mais toujours en vue de l'ensemble humanitaire (1). A cet effet, les réglements sectionnaires seront soumis préalablement à l'examen de la commission départementale.

Art. 25. Chaque section nommera, tous les trois ans, au scrutin secret, un bureau, qui sera composé de cinq membres, savoir : un bâtonnier, un sous-bâtonnier, un

(1) En ce qui concerne le monde médical (je devrais dire en ce moment la section de médecine), mes vœux appellent depuis longtemps, quoique jeune encore, une ère nouvelle pour les médecins. Dans l'avant-propos de ma thèse de docteur, je soumis, le 4 juillet 1843, au jugement de mes illustres maîtres de l'école de Montpellier, une ébauche d'un *Plan de Réforme médicale*, sujet que j'ai modifié et complété à Toulouse, ma ville natale, en juin 1845 et avril 1848. M. le professeur Lordat, digne successeur de Barthez, présidant alors la commission d'examen, eut la bienveillante indulgence d'analyser publiquement mon travail dans un rapport écrit : « .....Il pourrait donc se faire, dit-il, que certains points de ce projet » fussent attaqués ; mais il en est plusieurs qui portent avec eux le cachet » du bon sens, et il me semble qu'un homme désintéressé n'oserait pas le » contester. Tout ce que dit l'auteur sur la durée des études médicales, sur » la maturité des candidats, sur l'institution des écoles préparatoires con- » çues à sa manière, tout cela me sourit, m'entraîne, me semble plein de » convenance et de justesse. Il faut convenir encore que l'auteur a senti la

secrétaire en premier, un secrétaire en second, et un rédacteur-trésorier-adjoint.

ART. 25 *bis*. Le bureau s'adjoindra, pour trois ans, par la voie du sort et publiquement, trois autres membres de la même section.

ART. 25 *ter*. Le bureau et les trois membres-adjoints composeront le *conseil de famille* de la section.

ART. 26. Les membres du bureau pourront être réélus indéfiniment. Le bâtonnier ne pourra l'être qu'après un intervalle de trois ans.

ART. 27. Les cinq sections réunies seront convoquées, au chef-lieu de préfecture, tous les trois mois au moins.

La commission départementale les convoquera. Elle dirigera les séances trimestrielles. Dans ces circonstances, elle devra s'adjoindre les bâtonniers des sections.

» véritable valeur de la science médicale, qu'il en a désigné les parties les » plus nobles, qu'il en a reconnu l'étendue, la grandeur et la dignité.....»

Le lendemain de mon obtention du titre de docteur, je m'empressai d'envoyer ma thèse à la Faculté de Paris, où j'avais commençé mes études médicales. M. Orfila, alors doyen, professeur éminent et administrateur zélé, qui pendant son décanat, n'a jamais perdu de vue les intérêts de la science, de l'instruction publique, et des nombreux élèves qu'il aimait comme ses enfants, eut la bonté de m'écrire, quelques jours après, une longue lettre d'autant plus flatteuse pour moi qu'elle était prise sur des moments précieux pour le professorat, les progrès de la médecine légale et l'administration. Après une analyse minutieuse de mon travail, M. Orfila terminait ainsi sa missive du 9 août 1843 : «..... Vous voyez, Monsieur et » honoré confrère, que j'ai lu votre écrit, dont je garde bonne note ; j'ai » foi comme vous en l'avenir ! etc....»

Si j'ai réveillé dans mon cœur ces lointains souvenirs, je ne l'ai fait que parce que je suis toujours heureux de parler de ces intelligences d'élite, de ces âmes grandes et bonnes, de ces maîtres illustres qui savent si bien sympathiser avec la jeunesse studieuse de nos écoles et de nos facultés, et lui imprimer des sentiments de reconnaissance vifs et durables.

Art. 27 *bis*. Tout membre pourra proposer ce qu'il croira devoir être utile à l'Association.

Avant la lecture du procès-verbal, les orateurs devront se faire inscrire pour prendre la parole.

Toute proposition sera écrite et déposée sur le bureau.

On votera par assis et levé, toutes les fois que les deux tiers des membres présents ne demanderont pas le scrutin secret.

Art. 28. La commission départementale et les bâtonniers des sections dirigeront les *soirées humanitaires* données, tous les trois mois, par l'Association. Ces fêtes solennelles seront des soirées dramatiques, littéraires et musicales, et des loteries artistiques, pour encourager les hommes d'intelligence et d'imagination, et améliorer les institutions philanthropiques et sociales.

Lors de ces fêtes, l'Association distribuera des prix à ceux qui auront publié des ouvrages utiles et moraux; elle donnera des livrets de caisse d'épargne aux ouvriers habiles et probes, des récompenses aux agriculteurs actifs, et aux cultivateurs vertueux qui viendront chercher dans les hôpitaux, pour les adopter, des orphelins ou des enfants naturels. Une dot sera donnée aux filles sages et laborieuses, et aux jeunes soldats qui s'étant signalés sur le champ de bataille, s'adonneront à l'agriculture.

Enfin, les noms des bienfaiteurs de l'Association, vivants ou décédés, seront publiquement proclamés.

Art. 29. L'Association humanitaire départementale aura une *caisse de retraite et de secours*, et une *caisse d'administration et de réserve*; la première, fondée en faveur des membres de l'Association tombés dans l'indigence, de leurs veuves et de leurs enfants, ainsi que pour améliorer les institutions philanthropiques et sociales; la seconde, établie pour faire face aux frais d'administration et aux dépenses imprévues.

Art. 30. La commission départementale et les commissions arrondissementales demanderont au gouvernement, aux conseils généraux et aux conseils municipaux, des allocations annuelles, afin d'atteindre plus promptement le but humanitaire de l'Association.

Art. 31. Tout membre de l'Association sera tenu, chaque année, de payer, dans la première quinzaine de janvier, la somme de quinze francs, montant de la coécation.

Il devra, en outre, lors de son admission, verser la somme de vingt-cinq francs, montant du droit d'entrée.

Art. 32. Lorsqu'on voudra faire partie de plusieurs sections, on devra payer une double cotisation annuelle, mais non un double droit d'entrée.

Art. 33. Le trésorier-général s'occupera des recettes et dépenses de l'Association, du placement des fonds capitalisés, et de l'achat de rentes sur l'État.

Art. 33 *bis*. Les membres de la commission départementale et les bâtonniers des sections auront le droit de contrôler ses actes.

Art. 34. Dans chaque arrondissement de sous-préfecture, les sommes exigées seront versées entre les mains du trésorier-adjoint de la commission arrondissementale, qui les transmettra mensuellement au trésorier-général.

Art. 35. Les trésoriers-adjoints des cinq sections recevront, tous les six mois, du trésorier-général, les sommes nécessaires pour faire face aux dépenses particulières.

La caisse d'administration et de réserve sera surtout établie à cet effet.

Art. 36. Le budget de chaque section sera discuté semestriellement; il devra être approuvé par les deux tiers au moins des membres présents.

Art. 37. Tout mandat, pour être payé par le trésorier-général, devra porter la signature du bâtonnier et du secrétaire-semestriel, ainsi que le sceau de la section.

Art. 38. Les fonds de l'Association seront divisés en trois portions égales : un tiers pour la caisse de retraite et de secours, un tiers destiné à favoriser les institutions philanthropiques et sociales, l'autre tiers pour la caisse d'administration et de réserve.

Art. 39. Lors des séances trimestrielles, le trésorier-général fera connaître la situation financière de l'Association départementale.

Art. 40. Pour faire partie de l'Association, il faudra être âgé de vingt-cinq ans accomplis, et avoir son domicile réel dans le département depuis trois mois au moins.

Art. 41. Chaque section s'occupera de l'admission de ses membres. Une demande par écrit sera adressée au bâtonnier de la section dans laquelle on voudra entrer.

Art. 42. Les conseils de famille examineront, dans la huitaine, les titres scientifiques, littéraires, artistiques ou autres, selon les sections, qui devront être envoyés à l'appui de la demande. Ils veilleront à ce que les récipiendaires remplissent toutes les conditions de moralité et de probité.

Art. 43. Le bâtonnier de la section communiquera par écrit, dans le plus bref délai, au demandeur, la décision prise par le conseil de famille. Les noms des récipiendaires seront de suite transmis à la commission départementale.

Art. 44. L'admission ayant lieu, il sera remis, dans la quinzaine, au récipiendaire, par les soins de la commission départementale ou l'entremise des commissions arrondissementales, le diplôme de membre de l'Association humanitaire, et une carte portant le sceau de la section qui l'aura admis, pour pouvoir assister aux séances et aux fêtes.

Art. 44 *bis*. En sus du droit d'entrée et de la coécation annuelle, le récipiendaire devra donner à l'Association, s'il est auteur, un exemplaire de ses ouvrages, et, s'il est artiste, un œuvre d'art.

Art. 45. Une fois admis dans une section, il faudra, si l'on veut faire partie d'une autre section, envoyer au conseil de famille le diplôme de récipiendaire et la quittance du trésorier relative au droit d'entrée et à la double coécation annuelle.

Art. 46. Tout individu condamné, soit à des peines afflictives ou infâmantes, soit à des peines correctionnelles pour faits qualifiés crimes par la loi, ne pourra point faire partie de l'Association.

Art. 47. Tout membre condamné par les tribunaux, par suite de faits graves et déshonorants, sera exclu par le conseil de famille qui l'aura admis.

Art. 48. Tout membre qui manquera aux bienséances, aux égards confraternels, sera rappelé à l'ordre ; en cas de récidive, il recevra une admonition par écrit ; la troisième fois, la radiation pourra être prononcée, si les deux tiers au moins des membres du conseil de famille se prononcent dans ce sens.

Art. 49. Le membre exclu ne jouira d'aucun droit sur les sommes qu'il aura versées ; cependant sa veuve, et ses enfants mineurs ou infirmes, pourront, s'ils sont dans le besoin, recevoir des secours pécuniaires.

Art. 50. Au chef-lieu de préfecture, on créera un *Cercle humanitaire*, établissement où les membres de l'Association viendront, tous les jours, lire les journaux politiques et les publications scientifiques et littéraires ; il y aura une bibliothèque, un salon de conversation et de lecture, ainsi qu'un musée et un théâtre, où auront lieu les soirées dramatiques, littéraires et musicales.

Art. 50 *bis*. Les élèves du Conservatoire de Musique, établi au chef-lieu de préfecture, seront invités lors des fêtes trimestrielles. Sur le théâtre de l'Association, ils joueront des pièces morales. L'Association donnera, chaque année, aux premiers prix du Conservatoire, une récompense à titre d'encouragement.

ART. 51. Les membres de l'Association domiciliés au chef-lieu de préfecture supporteront les frais du Cercle humanitaire. A cet effet, il y aura, tous les trois mois, une cotisation spéciale réglée par le *commissariat.*

ART. 52. Les membres domiciliés rempliront, à tour de rôle, les fonctions de commissaires du Cercle. Ils pourront se faire remplacer. L'inscription au tableau sera rangée, pour trois ans, par série de cinq. Chaque membre de la commission départementale et les bâtonniers des sections présideront alternativement le commissariat. En cas d'empêchement, les sous-bâtonniers les remplaceront.

ART. 53. Les membres non domiciliés, faisant partie de l'Association départementale ou des autres Associations humanitaires, n'auront, pendant leur séjour au chef-lieu de préfecture, qu'à déposer au commissariat leur diplôme de récipiendaire, pour pouvoir assister aux réunions quotidiennes du Cercle.

ART. 54. Chaque section devra publier, tous les deux mois, un *Moniteur* relatif à sa spécialité. Le journal de la première section sera intitulé : *Moniteur religieux et philosophique;* celui de la seconde, *Moniteur médical et agricole;* celui de la troisième, *Moniteur judiciaire et administratif;* celui de la quatrième, *Moniteur scientifique, littéraire et artistique;* celui de la cinquième section, *Moniteur philanthropique et social.*

ART. 55. La commission départementale publiera annuellement, dans la dernière quinzaine de décembre, le *Moniteur humanitaire*, ouvrage où se trouveront résumés tous les travaux des cinq sections. En outre, elle sera chargée de publier, à la même époque, l'*Annuaire* du département, *Catéchisme populaire,* qui sera envoyé aux ministres des cultes, aux autorités civiles et militaires, aux présidents des comices agricoles, aux directeurs des fermes-modèles, aux instituteurs des communes, aux conseils de prud'hommes, aux syndics des sociétés professionnelles.

ART. 55 *bis*. Le *Catéchisme populaire* renfermera des données vraies, claires et précises sur les devoirs moraux de l'homme, sur les devoirs et les droits du citoyen, ainsi que sur l'administration générale et locale, l'hygiène, l'agriculture, la géographie et l'histoire de la France, et du département en particulier. Il renfermera la carte du chef-lieu et du département. Il donnera les noms des membres de l'Association humanitaire et ceux des fonctionnaires publics, avec l'indication exacte de leur domicile. »

ART. 55 *ter*. Tout commerçant, industriel ou autre, qui voudra souscrire pour cinq exemplaires, aura droit, dans la dernière partie de l'Annuaire, à dix lignes d'annonce. Il devra s'en entendre, avant le 1er octobre, avec le trésorier général.

ART. 56. La commission départementale s'adjoindra, pour la rédaction du *Moniteur humanitaire* et de l'*Annuaire*, les rédacteurs-adjoints des cinq sections.

ART. 57. En ce qui concerne les Moniteurs spéciaux, chaque section nommera, tous les trois ans, une commission de rédaction, composée de quatre membres pris dans son sein.

Les membres de la commission de rédaction pourront être réélus indéfiniment.

ART. 57 *bis*. Le conseil de famille fera de droit partie de la commission de rédaction.

ART. 58. Chaque section supportera les frais de publication relatifs à son *Moniteur spécial*. A cet effet, il y aura, tous les six mois, une cotisation réglée par le bâtonnier et le secrétaire de la commission de rédaction.

ART. 59. Tout membre de l'Association aura droit au *Moniteur humanitaire* et à l'*Annuaire du département*.

Les membres de chaque section auront droit également au *Moniteur spécial* ; mais ceux des autres sections devront pour le recevoir, s'ils le jugent à propos, se faire inscrire comme abonnés.

Art. 59 *bis*. Le *Moniteur humanitaire* et l'*Annuaire du département*, seront envoyés annuellement au Comité central établi à Paris, et à l'Institut de France.

Art. 60. Les quatre membres de la commission de rédaction pourront, selon l'importance des travaux, recevoir une indemnité.

Art. 61. Les membres de l'Association *tombés dans l'indigence*, auront, seuls, droit à une *pension de retraite* ou à des secours.

Art. 62. La pension de retraite sera réglée, tous les trois ans, par la commission départementale, d'après une table proportionnelle, basée sur l'état de la caisse de retraite.

Art. 62 *bis*. La pension de retraite sera payée semestriellement et d'avance.

Art. 63. Pour avoir droit à une pension de retraite, il faudra avoir fait partie de l'Association pendant six ans au moins sans interruption. Les membres tombés dans l'indigence qui ne se trouveront pas dans cette condition, pourront cependant recevoir, sur les conclusions de la commission départementale, un ou plusieurs secours pécuniaires.

Art. 64. Lorsqu'un membre tombé dans l'indigence, aura fait partie de l'Association pendant douze ans, sans interruption, il aura droit à une pension de retraite, dont le *minimum* sera de 200 fr. par an.

Art. 64 *bis*. Outre la somme de 200 fr., il recevra un supplément de pension, établi d'après la base triennale, lorsqu'il aura fait partie de l'Association pendant plus de douze ans.

Art. 65. Tout membre qui se retirera volontairement de l'Association, n'aura aucun droit sur les sommes par lui versées.

Si plus tard il venait à se trouver dans le besoin, la commission départementale pourrait lui accorder un ou plusieurs secours pécuniaires.

Art 66. Tout membre qui voudra rentrer dans l'Association, sera tenu de payer, non le droit d'entrée, mais la totalité des coécations des années écoulées depuis sa démission.

Art. 67. Lorsqu'un pensionnaire retraité déméritera de l'Association, à cause de faits graves et déshonorants, son droit cessera, à partir du moment où la commission départementale aura prononcé sa radiation, à la majorité des voix.

Art. 68. Lors du décès d'un pensionnaire retraité, l'Association paiera les frais de sépulture. La veuve et les enfants mineurs ou infirmes recevront, pendant trois ans, la moitié de la pension qui lui était allouée.

Art. 69. Les pensionnaires retraités ne pourront, dans aucun cas, intenter une action en justice contre l'Association. Il en sera de même de leurs veuves et de leurs enfants mineurs ou infirmes.

Art. 70. Les correspondants-communaux délivreront les certificats d'indigence et de moralité, afin de justifier toute demande de secours. Toute signature sera légalisée par le maire de la commune.

Art. 71. Les pensionnaires retraités pourront prendre part, d'une manière active, aux travaux des sections. Ils ne paieront pas la coécation annuelle.

Art. 72. Les *dons volontaires* faits par les membres de l'Association, ou par des personnes charitables ne pouvant ou ne voulant point prendre part aux travaux des sections, seront mentionnés sur une liste qui sera affichée, pendant un an, au Cercle humanitaire. Ceux qui donneront 500 fr., seront inscrits au nombre des *bienfaiteurs* de l'Association, sur un registre spécial richement orné par les artistes, et sur deux tables de marbre placées dans la salle du Musée ou de la Bibliothèque. Ceux qui verseront la somme de 1,000 fr. auront, en outre, leur portrait au Musée. Les honneurs du buste seront décernés à ceux qui donneront 5,000 fr.

Art. 73. Lorsqu'un membre de l'Association tombera malade, il sera visité gratuitement, tous les jours, par deux médecins.

Art. 73 *bis*. Le conseil de famille de la section de Médecine nommera, tous les six mois, les praticiens qui seront chargés d'accomplir ce devoir confraternel.

Art. 74. Lors des décès, si c'est au chef-lieu de préfecture, l'Association sera représentée aux obsèques par quinze membres désignés par le sort; si c'est hors du chef-lieu, par cinq membres.

Art. 74 *bis*. Les pensionnaires retraités et les bienfaiteurs de l'Association recevront les mêmes honneurs funèbres. Relativement aux premiers, les frais de sépulture seront payés par l'Association.

Art. 75. Chaque année, l'Association fera afficher ses statuts dans toutes les communes du département, ainsi que les noms des membres des cinq sections et des donateurs vivants ou décédés.

Art. 76. La dissolution de l'Association ne pourra jamais être prononcée. Les cinq derniers membres devront verser, dans la quinzaine, les fonds restants, entre les mains du préfet du département, afin de les employer, dans l'année, à favoriser les institutions philanthropiques et sociales.

Le docteur Gasc-Hadancourt, *A.*, *D.-M.*,

Fondateur de l'*Association Humanitaire*.

Toulouse, 30 juin 1848.

www.ingramcontent.com/pod-product-compliance
Ingram Content Group UK Ltd.
Pitfield, Milton Keynes, MK11 3LW, UK
UKHW021036200726
13857UKWH00005B/1760